Dr G. LAFOSSE

Ancien chef de laboratoire de l'Enseignement supérieur,
Directeur du Bureau municipal d'hygiène
de Bagnères-de-Bigorre.

PRÉCIS ÉLÉMENTAIRE D'HYGIÈNE PRATIQUE

A L'USAGE

DES ÉCOLES PRIMAIRES

Prix : 0 fr. 15 cent.

TOULOUSE

T LIBRAIRIE ÉDOUARD PRIVAT

RUE DES ARTS, 14

1904

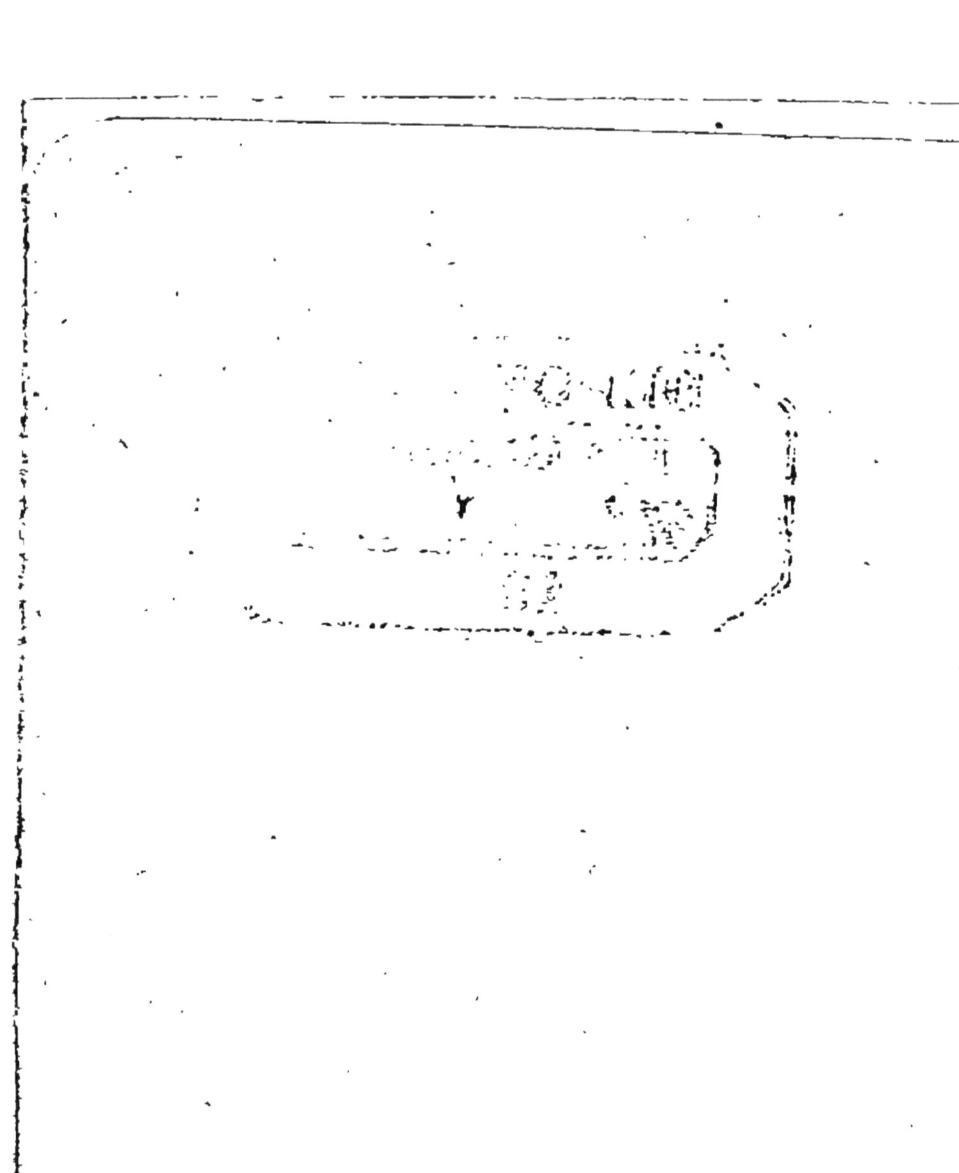

PRÉCIS ÉLÉMENTAIRE

D'HYGIÈNE PRATIQUE

Dr G. LAFOSSE

Ancien chef de laboratoire de l'Enseignement supérieur,
Directeur du Bureau municipal d'hygiène
de Bagnères-de-Bigorre.

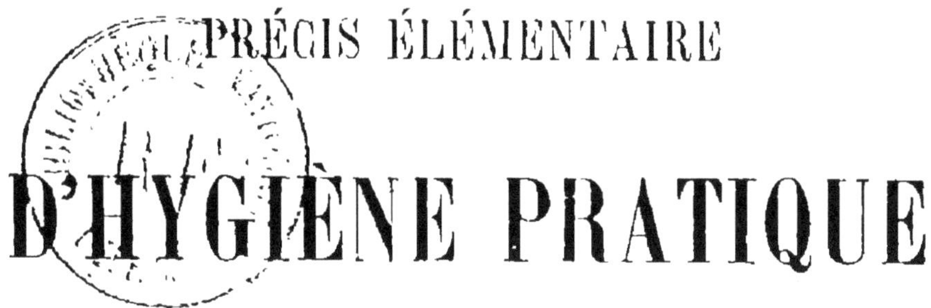

PRÉCIS ÉLÉMENTAIRE
D'HYGIÈNE PRATIQUE

A L'USAGE

DES ÉCOLES PRIMAIRES

TOULOUSE

IMPRIMERIE ET LIBRAIRIE ÉDOUARD PRIVAT

14, RUE DES ARTS, 14

1904

AVANT-PROPOS

L'orientation nouvelle de la médecine, depuis une vingtaine d'années, est un fait indiscuté : les leçons inaugurales des Maîtres de tous les pays le proclament à l'envi. L'hygiène actuelle, fondée sur les données de la microbiologie, prend une part tous les jours plus grande dans la vie sociale ; un Ministère de la Santé Publique est déjà organisé à la Nouvelle-Zélande, cette terre de l'extrême civilisation ; chez nous, la loi sanitaire de 1902 va faire entrer dans les mœurs des habitudes auxquelles on s'était montré jusqu'ici réfractaire. Mais, comme l'a dit le Professeur Brouardel, les prescriptions légales resteront sans effet, tant que l'opinion publique ne leur sera pas acquise. Aussi, dans son cours d'ouverture, M. Courmont donnait-il aux professeurs d'hygiène de nos Facultés de Médecine la mission d'éclairer le grand public : ce rôle n'est pas indigne d'eux.

En attendant la publication officielle d'opuscules de vulgarisation analogues à ceux qu'édite, en Allemagne, l'Office Sanitaire Impérial (opuscules qu'a fait traduire le gouverne-

ment anglais), une des armes les plus efficaces de la croisade sanitaire est le livre de classe. Mais combien sont écrits par des incompétents! Un livre d'hygiène pour les petits écoliers ne doit plus être, comme naguère, une sorte de manuel de la civilité puérile et honnête, il doit montrer le pourquoi des choses; le microbe ne doit pas rester un mythe, thème à plaisanteries faciles, ni devenir un mystérieux épouvantail, d'ordre quasi métaphysique. Et l'Hygiène sociale, sous les espèces concrètes de l'alcoolisme, de la tuberculose, de la variole, doit tenir plus de place que le chapitre des chapeaux.

L'idée majeure de SOLIDARITÉ devrait imprégner tout l'ensemble : nous l'avons essayé; puissions-nous avoir réussi!

J'adresse l'hommage de ma reconnaissance à la remarquable éducatrice qui fut toujours pour moi le plus dévoué des collaborateurs. J'ai dû m'incliner devant sa volonté formelle et ne pas faire figurer son nom sur la couverture de ce livret : l'œuvre est sienne, cependant, pour une bonne part.

Dr LAFOSSE.

PRÉCIS ÉLÉMENTAIRE

D'HYGIÈNE PRATIQUE

I. — L'obéissance aux lois de l'hygiène est un DEVOIR envers soi-même et envers les autres.

Mes enfants, dans les leçons de morale, on vous apprend vos devoirs envers le prochain. Vous savez aussi que, devant la justice, chacun est responsable des dommages qu'il cause à autrui. Si quelqu'un, par négligence, laisse tomber de sa fenêtre un gros pot de fleurs, et qu'il blesse un passant, il sera forcé de lui donner une indemnité. Et tout le monde blâmera l'auteur de l'accident.

Supposons maintenant que des personnes

entêtées vident dans la rue, malgré les avis du médecin, le vase dans lequel aura craché un poitrinaire : les habitants du voisinage seront très exposés à respirer les germes de la tuberculose et à contracter cette maladie trop souvent mortelle. L'imprudence de ceux qui causeraient pareil malheur ne devrait-elle pas être punie? Que de remords ne se préparent-ils pas !

D'autre part, vous savez que *la santé est le premier des biens.* Si l'on est constamment malade, on ne peut que difficilement gagner sa vie par son travail ; et même ceux qui sont dans l'aisance mènent une existence misérable, lorsqu'elle est empoisonnée par des souffrances continuelles.

Vos devoirs envers les autres hommes, votre grand devoir de SOLIDARITÉ, *tout comme votre propre intérêt, vous imposent donc l'obligation de conserver le mieux possible votre santé, de vous garantir des maladies contagieuses, et de savoir ce qu'il faut faire pour éviter de les laisser se propager ou de les répandre.*

L'hygiène est la science qui nous enseigne ces choses si importantes. Les préceptes élémentaires de l'hygiène doivent être connus de tous ; il est très facile de les apprendre et de les appliquer : si vous le faites intelligemment, vous pourrez éviter bien des douleurs, et à vous mêmes, et aux autres.

Je vous demanderai plus encore. Aidez-nous ; répandez la bonne parole, mais avec patience, avec douceur. Prêchez d'exemple Soyez, au besoin, les éducateurs de vos parents, en n'oubliant jamais que vous leur devez amour et respect. Si vous avez, en certaines matières, des connaissances plus précises, c'est à eux que vous en êtes redevables.

II. — Presque toutes les maladies sont ÉVITABLES.

On a pu dire avec raison : « L'homme ne meurt pas, il se tue. » En effet, si l'on savait, si l'on voulait se conformer aux lois de l'hygiène, on vivrait infiniment plus longtemps, et on échapperait à la plupart des souffrances et des infirmités. Les boissons alcooliques, par exemple, tuent chaque année plus d'hommes qu'une guerre meurtrière : ceux qui en font abus sont fréquemment atteints par la redoutable tuberculose, la maladie des poitrinaires ; ils vont peupler les hôpitaux, les asiles d'aliénés, les prisons ; leurs enfants eux-mêmes ont une santé compromise. Et l'on peut dire qu'à l'heure présente L'ALCOOLISME, LA TUBERCULOSE ET L'INCONDUITE SONT LES TROIS PLUS TERRIBLES FLÉAUX DE L'HUMANITÉ.

Une alimentation saine et sobre, une habitation claire, propre, ensoleillée, nous éviteraient beaucoup de maladies ; et des précautions simples nous préserveraient presque à coup sûr de contagions redoutables, comme celles de la tuberculose, de la variole, de la fièvre typhoïde, etc.

Un des plus illustres savants du monde entier, un Français, Louis Pasteur, a montré que certaines maladies étaient produites par des *microbes*, qui pénètrent dans l'organisme et y pullulent. Les microbes sont des êtres vivants de diverses espèces, si petits qu'on ne peut les voir qu'avec de forts microscopes, et qui sont répandus en nombre immense partout : dans la terre, dans l'eau, dans les poussières de l'air, sur les objets qui nous entourent, sur la peau, dans la bouche, dans l'intestin, etc, des hommes et des animaux.

Beaucoup d'espèces de microbes sont utiles : ce sont des microbes qui font lever le pain, qui enrichissent la terre avec des matériaux tirés de l'atmosphère ou des engrais, et qui, pénétrant et se développant dans le tube digestif dès les premières heures de la vie, aident le nouveau-né à s'assimiler sa nourriture, etc.

D'autres sont nuisibles ; ils causent la plupart des maladies des plantes, des animaux et des hommes : ainsi le charbon, le choléra, la peste, la morve, la fièvre typhoïde, les abcès, etc. Certaines espèces de microbes redoutables sont très répandues, nous ne pouvons guère les éviter complètement : mais, si notre corps est en bon état, il peut se défendre avec succès. Un élève de Pasteur, M. Metchnikoff, a montré que certains éléments de notre corps avaient pour fonction de détruire les microbes envahisseurs.

Il importe donc, non seulement de savoir détruire ou éviter le plus possible les microbes dangereux, mais aussi d'avoir un corps bien sain, capable de se défendre avec succès. Un pauvre être affaibli par les privations, par les fatigues excessives, — surtout par l'abus de l'alcool, — résistera difficilement aux maladies.

III. — Notre habitation doit être propre, claire, ensoleillée.

On peut affaiblir ou tuer les microbes au moyen de certains produits chimiques appelés « antiseptiques », ou au moyen d'une très forte chaleur : ainsi on fait bouillir l'eau qui pourrait être souillée par certains microbes dangereux. Mais, dans la nature, *l'oxygène et le soleil sont les grands destructeurs de microbes*. L'oxygène, vous le savez, est un gaz qni donne à l'air que nous respirons ses propriétés essentielles.

« Là où l'air et le soleil n'entrent pas, le médecin entre souvent », dit très justement un vieux proverbe oriental. *Il faut donc que toutes les chambres d'habitation puissent être largement aérées et ensoleillées*, qu'elles aient de larges et hautes fenêtres ouvertes le plus possible. Pas de recoins obscurs, pas de trous noirs et humides, où de redoutables germes microbiens végéteraient sans obstacle. La poussière et la crasse sont toujours souillées de microbes ; il faut leur faire une chasse acharnée ; mais on ne doit pas balayer à sec, ce qui soulève des poussières nuisibles : il vaut mieux *nettoyer avec un linge humide.*

Le logement insalubre est un des « pourvoyeurs » de la tuberculose, et de bien d'autres maladies. Lorsqu'on entre dans un appartement nouveau, il est bon de le *désinfecter.* On obtient d'assez bons résultats, presque sans dépenses, en lavant abondamment, à la brosse de chiendent, les murs et le plancher, avec de l'eau de Javel étendue de cinq à dix fois son volume d'eau chaude. On laisse ensuite sécher quelques jours avant d'emménager. Il est utile et propre de blanchir à la chaux les murs, les cloisons, les plafonds, etc.

Il faut éviter l'humidité, cause fréquente de rhumatismes chroniques, et veiller à ce que le *renouvellement de l'air* se fasse aisément. L'air qui a servi à la respiration s'est appauvri en oxygène, et par contre s'est chargé d'acide carbonique : il est donc devenu impropre à la vie. *Il est par conséquent nécessaire que chaque chambre soit assez vaste pour contenir la provision d'air indispensable à la respiration de ses habitants pendant plusieurs heures :* il faut qu'elle mesure au moins trente mètres cubes par personne. Ne gardez pas dans les chambres à coucher des animaux, ni de grandes quantités de plantes, surtout en fleurs, ni même de fruits : animaux et plantes consomment de l'oxygène pour leur respiration, ils diminueraient donc votre provision. Les lumières (sauf les lampes électriques) vicient également beaucoup d'air.

L'air des pièces se renouvelle heureusement peu à peu par les joints des portes, des fenêtres, à travers les murs, et surtout par les cheminées, qui sont un bon moyen de ventilation quand elles sont bien construites. La peinture à l'huile, le laquage ont l'inconvénient de rendre les murs imperméables à l'air. Il n'est pas toujours facile d'établir, sans courants d'air trop violents et sans appareils compliqués, une ventilation rationnelle, amenant l'air frais au ras du plancher, et évacuant l'air vicié et chaud à la partie supérieure de la chambre. On est donc obligé d'avoir recours à des moyens moins efficaces, mais plus simples. Ainsi on garnit de « vitres à ouvertures contrariées », vendues toutes prêtes dans le commerce, les parties supérieures des fenêtres. Ce procédé serait préférable à l'emploi des vasistas ou des vitres perforées.

Enfin, il faut se débarrasser des matières usées : les eaux de vidange, les ordures ménagères, les déjections ne doivent pas être jetées au hasard. Dans les centres importants, les municipalités doivent y pourvoir. Dans les habitations isolées, il faut éviter les infiltrations qui pourraient souiller les puits, citernes, etc. On fera, par exemple, arriver toutes les matières usées dans des tranchées suffisamment éloignées, que l'on recouvrira de terre et dont on variera souvent l'emplacement ; on ne cultivera pas dans ces terrains les plantes destinées à l'alimentation, surtout celles qui se consomment crues. On ne déversera jamais dans les cours d'eau des matières de vidange. Partout, les conduits d'évacuation des éviers, latrines, etc., devraient être munis de siphons.

IV. — Nous devons être propres.

Avoir une habitation propre ne suffit pas; *il faut être propre soi-même*. Le corps, et les vêtements qui le recouvrent, doivent être d'une propreté minutieuse : un enfant sale, mal tenu, passe pour un enfant mal élevé.

Nous connaissons les dangers de la poussière et de la crasse au point de vue des germes microbiens; mais de plus *la peau ne peut pas fonctionner convenablement lorsqu'elle est malpropre*. Or, la peau sert à la respiration, elle aide le poumon dans cette importante fonction. Elle sert aussi à la transpiration; et vous savez que la sueur est un des moyens mis en œuvre par le corps pour empêcher une élévation de température trop considérable; en outre, la sueur entraîne certains principes nuisibles, et en débarrasse ainsi l'organisme.

Vous voyez combien il est malsain d'avoir les pores de la peau bouchés par la saleté.

Il faut se laver les mains et le visage non seulement le matin et le soir, mais aussi avant chaque repas. Il faut prendre un bain de pieds dès que les pieds ne sont plus absolument propres ; il est bon de prendre un bain complet toutes les semaines ou tous les quinze jours, si l'on ne fait aucun travail encrassant la peau, plus souvent dans le cas contraire. Les mineurs du Nord se lavent des pieds à la tête après chaque séance de travail ; les ouvriers de certaines villes commencent à prendre un bain-douche tous les soirs, en sortant de l'atelier. A très juste titre, l'exercice physique vous est recommandé, sous la réserve d'être modéré, proportionné à vos forces : il faut vous laver entièrement, et changer de linge, chaque fois que vous aurez fait des marches, de la gymnastique, et aussi quand vous aurez eu des séances d'atelier pénibles. Employez du savon quand la peau est encrassée, mais du savon très gras ; le savon chargé d'alcali est irritant. Il n'est pas nécessaire d'avoir des installations compliquées pour prendre des bains : une grande terrine et un pot d'eau tiède suffisent, avec un morceau de savon et une grande serviette. Habituez-vous à faire vite pour ne pas vous refroidir [1].

Changer de linge n'est pas non plus une affaire dispendieuse; quelques chemises et quelques caleçons [2] de toile, ou mieux de flanelle de coton, suffisent amplement et permettent d'être toujours propres. Nous préférons la flanelle de coton à la toile, au linge ordinaire, parce qu'elle prévient beaucoup mieux les refroidissements; à cet égard, elle ne vaut pas les tissus de laine, mais, comme elle supporte la lessive, c'est, à notre avis, le meilleur linge de corps des ouvriers, des travailleurs de la terre, des personnes soumises aux fatigues physiques.

Les vêtements de dessus varient suivant les saisons et les professions. Les vêtements

1. Le tub quotidien, à la condition d'être très rapide, est une excellente pratique. Les bains de mer ou de rivière, *surveillés*, avec exercices de natation, et très courts, sont extrêmement utiles.

2. Pantalons pour les filles.

de laine doivent être battus et brossés chaque jour; ceux de toile seront fréquemment lavés et, au besoin, lessivés.

Pour les intempéries, la pèlerine, et surtout la criméenne (caban à capuchon froncé) en drap imperméabilisé à l'alumine, sont bien supérieurs aux vêtements caoutchoutés.

Les sabots avec chaussons constituent une chaussure d'hiver très hygiénique.

Le feutre mou, gris, à larges bords, est une excellente coiffure; le chapeau de paille doublé d'étoffe verte est utile l'été.

Une précaution des plus importantes, et trop souvent négligée par les écoliers, est la propreté de la bouche. Une bouche malpropre cause la carie des dents; les dents cariées amènent de vives souffrances et tombent par morceaux. On ne peut donc plus mâcher les aliments d'une façon parfaite, ce qui est une cause de fatigue pour l'estomac et pour l'intestin. En outre, les microbes qui, dans une bouche soigneusement tenue, resteraient inoffensifs, deviennent nuisibles; des espèces dangereuses viennent se développer, et l'on voit trop souvent surgir des complications sérieuses : abcès, maladies des os, enfin une sorte d'empoisonnement lent que l'on appelle cachexie dentaire.

Il faut se rincer la bouche matin et soir, et aussi après chaque repas. Dans une bouche parfaitement saine, la brosse et l'eau pure (ou très légèrement salée) peuvent suffire à la rigueur. Mais ces conditions ne se rencontrent que bien rarement : il faut d'habitude employer la brosse et le savon *fin* (ou mieux encore la teinture de quillaya saponaria). Nous espérons que, sous peu, les médecins-inspecteurs des écoles devront visiter périodiquement les dents des élèves et qu'ils pourront envoyer au dentiste tous ceux qui présenteraient des altérations dentaires.

Les cheveux des garçons seront de préférence coupés courts, brossés chaque jour, savonnés une fois par semaine au moins; on aura soin de bien essuyer la tête après le lavage. Garder la tête nue à l'intérieur des habitations.

Les cheveux des filles seront, matin et soir, brossés et peignés au démêloir. Les natter, pour la nuit au moins. Nettoyer chaque mois la tête et les cheveux à la décoction de bois de Panama ; les bien sécher de suite après le nettoyage.

Les jupes des femmes ne doivent pas avoir de traîne, véritable « balayeuse » à poussières, crachats, etc. La mode des jupes « trotteuses » est extrêmement utile. Les étoffes en pilou, chaudes, économiques, ont l'inconvénient d'être très inflammables.

Le corset, que contre toute raison les femmes s'obstinent à conserver, cause de réels méfaits. Vous savez que les poumons sont plus larges en bas qu'en haut : le corset rétrécit la poitrine à sa base, comprimant les poumons, refoulant l'estomac, déplaçant le foie, etc. Il amène des maux divers, parmi lesquels des troubles de la digestion particuliers que les Allemands ont nommé la « maladie du corset ». A Vienne, une ligue de femmes s'est formée pour proscrire ce vêtement dangereux ; et maintenant que l'instruction scientifique se répand un peu parmi les femmes en France, on peut espérer que les modes seront plus rationnelles. L'art lui-même y trouvera son compte.

V. — Nous devons être sobres.

Un dicton populaire soutient, non sans justesse, que « les plus grands médecins sont l'air et l'eau ». Mais c'est à la sobriété qu'il faudrait réserver la première place. Les excès de table engendrent des maux sans nombre, et, parmi les causes de l'affaiblissement de la santé et de la force physique, il n'en est pas de plus actives que l'abus des viandes et surtout que l'abus des boissons alcooliques.

Un homme adulte a besoin, pour sa nourriture quotidienne, de 300 grammes de carbone (charbon) et de 20 grammes d'azote. Seulement, il faut qu'il trouve ce charbon et cet azote sous une forme assimilable; vous ne sauriez digérer du charbon de bois et vous digérez très bien le charbon qui est dans le pain. Car il y a du charbon dans le pain et dans presque tous les aliments, mais combiné à d'autres substances; de façon à perdre les caractères du charbon pur et à en acquérir d'autres. L'azote n'est pas utilisable à l'état de gaz, mais à l'état de composés particuliers, dits substances albuminoïdes.

La viande et le poisson contiennent beaucoup d'albuminoïdes et peu de carbone ; si l'on fait sa principale nourriture de la viande, pour avoir les 300 grammes de carbone indispensables, il faudra manger beaucoup de viande et par conséquent beaucoup plus d'albuminoïdes qu'il ne serait nécessaire. Notre corps aura donc une surcharge azotée dont ses organes devront se débarrasser, — non sans fatigue. L'homme qui fait abus du régime carné est généralement constipé ; il digère mal, est souvent nerveux, finit par surmener ses reins, son foie ; et le voilà guetté par la goutte, par le diabète et surtout par l'artériosclérose, maladie très grave. Il aurait pu vivre quatre-vingts ans et même davantage, il vit vingt ans de moins et souffre plusieurs années avant de mourir...

Certains légumes (surtout les purées de lentilles, pois et haricots secs) contiennent beaucoup d'albuminoïdes, mais encore beaucoup plus de carbone; en outre, l'albumine végétale en excès fatigue moins l'organisme que l'albumine animale.

Il ne faut donc pas abuser de la viande (ou du poisson); en manger modérément une fois par jour suffit amplement. Les viandes ou poissons de conserve, la charcuterie, devraient n'être employés que le moins souvent possible; le gibier faisandé est à rejeter complètement.

Le lait frais, les œufs frais, le pain, sont des aliments très nourrissants, facilement assimilables, qui conviennent à tous, particulièrement à l'enfant et au vieillard, de même que les fruits cuits, les purées de légumes secs, et les légumes verts cuits (hormis ceux de digestion difficile).

Le régime carné n'est pas indispensable à la force musculaire : les athlètes de l'ancienne Grèce ne mangeaient ni viande ni poisson, ils étaient d'une extrême frugalité;

les Askaris d'Erythrée, soldats d'une vigueur telle qu'un homme seul porte et manœuvre sans fatigue un canon de montagne, sont strictement végétariens. Quant au travail intellectuel, il suffit de rappeler que Newton, Franklin, Voltaire, etc., étaient de la plus grande sobriété et presque exclusivement végétariens.

En résumé, *il faut un régime varié, dans lequel la viande n'entre que pour une part raisonnable. Il faut ne pas manger trop vite, ne pas avaler à la hâte, sans mâcher suffisamment*; il est bon de faire un exercice modéré, tel qu'une petite promenade, après les repas. « On digère autant avec ses jambes qu'avec son estomac », a écrit un savant médecin.

Quant aux tout jeunes enfants, ils ne supportent qu'un aliment, le lait. Il nous faut, pendant les premiers mois de la vie, le lait de notre mère. Un enfant que sa mère peut allaiter convenablement jusqu'à douze ou quinze mois a les plus grandes chances d'échapper à toutes les maladies du tube digestif, qui tuent tant de nourrissons.

La sobriété ne consiste pas seulement à ne pas manger plus qu'il n'est utile; elle consiste également à ne pas boire plus qu'il ne faut, et surtout à se priver absolument de boissons nuisibles.

Il n'existe que deux boissons naturelles : l'eau et le lait. L'eau (pourvu qu'elle soit de bonne qualité) est la seule boisson qui, prise en quantité normale, ne fatigue *jamais*. Le thé, le café (bien entendu sans alcool), la décoction de céréales, la limonade simple, sont des boissons agréables, saines; mais, en dehors de certains cas particuliers, il est inutile de s'y habituer. Le vin, pris en quantité modérée (pas plus d'un litre par jour pour un *homme* adulte), peut ne pas faire de mal; mais il est encore préférable de s'en abstenir. J'en dirai autant du cidre et de la bière, avec les mêmes réserves. *Quant aux spiritueux, quels qu'ils soient (eau-de-vie, anisette, absinthe, vermouth, apéritifs et digestifs de toute sorte), ce sont des* POISONS.

VI. — Le péril alcoolique.

Mes amis, n'oubliez jamais cette vérité : « L'ALCOOL EST UN POISON. » Plusieurs d'entre vous, mes pauvres enfants, ont entendu soutenir le contraire. On a dit devant vous : « Non, l'alcool n'est pas un poison, c'est un aliment, et cette affirmation vient d'un savant, du directeur de l'Institut Pasteur, M. Duclaux. » C'est exact, M. Duclaux a soutenu que l'alcool était un aliment. Mais il n'a pas prétendu qu'on pouvait en user et en abuser sans limites : il restreint la quantité qu'un adulte peut boire, selon lui, sans inconvénient, en un jour, à celle qui se trouve dans un litre de vin... Encore a-t-il soin d'ajouter qu'il ne faut pas l'absorber à jeun, ni pur, ni en une seule fois.

Ces réserves faites, nous pouvons serrer la question. M. Duclaux prétend que l'alcool est un aliment. La chose est contestable, certains auteurs le nient encore. Admettons-le néanmoins, pour simplifier la discussion. S'ensuit-il que ce soit un aliment dont on doive user? Nous allons voir.

Si un glouton absorbe en un repas une énorme quantité de viande, qu'arrive-t-il? Une bonne indigestion; mais, quelques jours après, il n'y paraît plus. Un malheureux avale d'un trait une bouteille d'alcool (le fait s'est vu trop souvent à la suite de paris stupides), il tombe foudroyé et meurt sur le coup. Aliment bien dangereux en tout cas, un aliment qui peut tuer de la sorte!

Sans parler de quantités aussi considérables, l'alcool n'est-il pas le seul des « aliments » qui, pris à dose un peu trop élevée, enlève à l'homme sa raison, sa conscience, sa dignité, le rende semblable à une brute trop souvent féroce et dangereuse? N'est-ce pas là le portrait exact de l'homme ivre pour avoir pris un léger excès d'alcool?

Je vais plus loin. Je suppose un homme qui fasse usage de ce merveilleux « aliment », d'une façon réglée et sans jamais s'enivrer. Au bout de quelques années, il aura des troubles digestifs; quelques années plus tard, il sera devenu un alcoolique. Cela, tous les professeurs des Facultés de médecine l'auraient affirmé à M. Duclaux, qui n'était pas médecin, lui, et qui, s'il connaissait l'alcool, ne connaissait pas l'alcoolisme, — ni les alcooliques. Pour comble de malechance, les savants sur les expériences desquels M. Duclaux a basé tout son travail ont émis des conclusions très différentes des siennes. En effet, un de ces savants, M. Atwater, a dit expressément que, « *en assez grande quantité, l'alcool est mortel; en petites quantités prises jour par jour, il ruine le corps et l'intelligence* ».

Et il ajoute : « Si grand que soit le danger de l'alcool au point de vue de la bourse et de la santé, cela n'est rien en comparaison du mal moral qu'il engendre. Son plus terrible effet est la démoralisation des individus. Cela ne saurait être proclamé trop haut... »

L'alcool, mes enfants, voilà l'ennemi qui menace notre France d'une ruine prochaine. Nous avons, en effet, le triste privilège d'être aujourd'hui la nation qui consomme le plus d'alcool, et l'accroissement de cette consommation d'alcool se traduit par un accroissement corrélatif des maladies, de la folie et des crimes.

Les preuves? Elles abondent partout. Chaque jour, les journaux enregistrent des assassinats, des agressions, des scènes de sauvagerie... Des bandes de gens sans aveu se livrent bataille en plein Paris, des brutes assomment ou éventrent des passants inoffensifs, et, chose plus affreuse, des pères martyrisent leurs enfants, des enfants frappent leurs parents, des drames horribles ensanglantent les ménages : neuf fois sur dix, les criminels sont des alcooliques ou des enfants d'alcooliques.

En Suède, il y a une trentaine d'années, la consommation de l'alcool était très forte, et le nombre des crimes très élevé ; des lois sévères vinrent diminuer dans une proportion considérable la consommation de l'alcool, et le nombre des crimes diminua dans la même proportion.

Vous entendez dire, mes enfants : « Mais les hommes qui font un travail pénible ont besoin de boissons alcooliques pour se fortifier... » Et puis encore : « C'est le mauvais vin, le mauvais alcool qui font du mal ; le bon vin, le bon alcool ne font que du bien lorsqu'ils sont pris en quantité modérée. » Ce sont des erreurs, mes enfants. *Il n'y a pas de bon alcool. L'alcool ne donne pas de force*, il donne une excitation passagère. Un coup de fouet ranime un cheval, mais ne lui donne pas de la force, et ne le nourrit pas. Les gens les plus forts du monde, les Askaris et les portefaix de Constantinople, ne boivent que de l'eau. L'usage de l'alcool, au contraire, amène la dégénérescence d'une race. J'allais jadis passer mes vacances dans les Hautes-Vosges. La population, presque exclusivement composée de paysans et de bûcherons, était superbe de taille, de vigueur et de santé. Depuis une trentaine d'années, des usines se sont installées dans la région; les ouvriers se sont mis à boire, l'alcool s'est répandu partout. Et maintenant les conseils de révision réforment tous les ans dans ce canton un grand nombre de conscrits chétifs ou malades. Si cet état de choses continue, en moins d'un demi-siècle cette race, jadis vigoureuse entre toutes, sera frappée d'une déchéance irrémédiable : car *les enfants des alcooliques portent le poids des excès de leurs pères!*

Si chacun mettait de côté tout l'argent qu'il dépense en boissons nuisibles, le problème de l'extinction de la misère aurait fait un grand pas. Vous pouvez calculer vous-mêmes, mes enfants, ce que deviendraient les économies de telle ou telle des personnes que vous connaissez : au bout de vingt ans, elles auraient amassé une petite fortune, une jolie retraite, et conservé le bonheur et la santé.

Les « abstinents » (on appelle ainsi ceux qui ne boivent jamais rien qui contienne de l'alcool, en si faible quantité que ce soit), vivent généralement plus longtemps que les autres hommes, et sont moins souvent malades; plusieurs grandes Compagnies d'assurances sur la vie leur concèdent, en raison de ce fait, des avantages importants. Leur travail est plus régulier, plus soutenu; la chose est vraie même pour le travail intellectuel : mes grands élèves à moi, qui sont des hommes faits, préparant les concours les plus difficiles, se sont toujours bien trouvés d'être devenus des buveurs d'eau.

Enfin, *les personnes habituées à l'alcool résistent moins bien aux maladies* que les autres : la fièvre typhoïde, la pneumonie, par exemple, sont beaucoup plus meurtrières chez les alcooliques que chez les abstinents. *L'alcool frappe au cerveau : il engendre aisément la folie.* Et la redoutable tuberculose, cet autre grand danger de la génération présente, est en relation si étroite avec l'alcoolisme que, dans bien des villes, *huit poitrinaires sur dix sont des alcooliques!*

VII. — Le péril tuberculeux.

La tuberculose! Est-il possible de ne pas jeter ce cri d'alarme, lorsqu'elle fait mourir, dans notre France seulement, cent cinquante mille personnes par an! Pendant toute la terrible guerre de 1870, nous n'avons pas eu quatre-vingt mille tués; au point de vue des décès, la tuberculose équivaut donc à deux grandes guerres désastreuses chaque année. Le péril tuberculeux devient tellement grave que le gouvernement a formé, il y a quelque temps, une Commission officielle comprenant les plus illustres savants, les plus grands médecins, à l'effet d'étudier les mesures à prendre. Tout ce que je vais vous dire est tiré du Rapport de cette Commission.

Sur cent personnes qui meurent en France, vingt à trente succombent à l'une des formes de la tuberculose; car la tuberculose n'est pas seulement la maladie des poitrinaires; elle a cent autres façons de tuer : méningite tuberculeuse, péritonite tuberculeuse, coxalgie, etc. Tous les jours, l'affreux mal étend ses ravages. « Cantonnée autrefois dans les grandes villes..., la tuberculose, grâce à la facilité des communications, envahit la campagne », dit le Rapport officiel. Il est donc urgent d'organiser la défense commune contre le péril tuberculeux.

Toujours, dans tous les cas, *la tuberculose est produite par la pénétration et la pullulation, dans l'organisme, d'un microbe particulier, le bacille de la tuberculose.* Par conséquent, pour ne pas devenir tuberculeux, il suffirait d'éviter de s'exposer aux bacilles de la tuberculose. Mais comme ces microbes sont très répandus, comme leur petitesse les rend invisibles autrement qu'au microscope, comme le vent dissémine partout des poussières qui en sont trop souvent chargées, il arrivera fréquemment que, malgré toutes les précautions, nous ne pourrons nous en garer complètement; il importe donc d'avoir une santé robuste, un organisme en bon état, afin que les organes de notre corps qui ont pour fonction de détruire les microbes envahisseurs accomplissent pour le mieux leur œuvre de salut.

Reprenons les deux termes du problème.

Comment éviter, dans la mesure du possible, le microbe de la tuberculose? Il faut d'abord savoir où il se produit. Eh bien, ce sont les tuberculeux, les malades, qui rejettent d'énormes quantités, des milliards et des milliards de ces bacilles maudits, avec leurs déjections, leurs suppurations, etc., mais *surtout avec leurs crachats*. Ces déjections, ces crachats sèchent, tombent en poussière, et cette poussière, dont les grains imperceptibles renferment un grand nombre de bacilles, est répandue au loin par le vent; elle reste capable de semer la mort jusqu'à ce que l'oxygène, et surtout le soleil, aient à la longue tué les microbes.

Ces notions nous dictent la conduite à tenir. Ce n'est pas quand les microbes invisibles sont disséminés dans l'air qu'on peut les détruire ou les éviter; c'est à l'origine même, et là seulement, qu'on peut organiser la défense. Recueillir les déjections, crachats, etc., des tuberculeux et les stériliser, c'est le meilleur moyen de préservation. Un tuberculeux doit donc être parfaitement soigné; non seulement c'est un devoir moral, mais, en outre, il y va de notre propre intérêt à tous. Organisons convenablement la destruction des produits souillés de microbes, et nous éviterons de laisser se propager la terrible maladie; guérissons les tuberculeux (la chose est souvent possible à la condition qu'ils soient bien soignés), et nous aurons supprimé de véritables fabriques de microbes dangereux.

Si LA TUBERCULOSE EST CONTAGIEUSE, ELLE EST AUSSI ÉVITABLE; *en outre, contrairement aux anciens préjugés*, ELLE EST GUÉRISSABLE.

Vous comprenez maintenant pourquoi, dans les bureaux de poste, dans les écoles, dans les gares, dans les wagons, vous voyez de petites affiches invitant le public à ne pas cracher par terre. Pour qu'on puisse détruire les crachats, il faut qu'ils soient recueillis dans des crachoirs. Aussi en place-t-on partout dans les établissements publics ; mais, en outre, tous les malades qui sortent devraient avoir un « crachoir de poche ». Chez eux, ils peuvent avoir une vieille casserole munie d'un couvercle (avec un peu d'eau de cristaux dans le fond). Tous les jours, avant de vider ces crachoirs, on fait bouillir le contenu pendant un quart d'heure, ce qui tue les microbes.

La destruction des crachats est l'acte le plus important de la lutte contre la tuberculose, mais ce n'est pas le seul. Un tuberculeux qui crache a toujours dans sa bouche des bacilles qui se sont arrêtés au passage. Sa salive est donc dangereuse. Toute personne qui tousse, qui éternue ou simplement qui parle, projette des gouttelettes de salive ; quand ces gouttelettes sont assez grosses, on les sent, et c'est désagréable, vous le savez ; d'autrefois on peut ne pas les sentir, mais il y en a toujours plus ou moins. Et celles qui proviennent de tuberculeux renferment des bacilles en quantité infiniment moindre que les crachats, mais en nombre encore appréciable. D'où les conséquences suivantes : *la chambre du tuberculeux doit être largement accessible à l'air et au soleil*, qui seuls pourront détruire les bacilles projetés avec les gouttelettes de salive; le tuberculeux doit tenir devant sa bouche, lorsqu'il tousse ou parle, un linge légèrement imbibé d'un antiseptique approprié; il s'abstiendra d'embrasser les personnes qui viendront le voir; on évitera le plus possible le séjour dans sa chambre des petits enfants, particulièrement exposés à la contagion ; enfin, son linge de corps, de table, de literie, sera lessivé à part ; les objets à son usage (verres, assiettes, couverts) seront nettoyés à part, à l'eau bouillante. Les déjections, l'eau qui lui aura servi à se rincer la bouche, seront recueillies dans un vase, au fond duquel on aura mis de l'eau additionnée d'une poignée de sulfate de cuivre ou d'un verre d'eau de Javel.

On peut encore contracter la tuberculose en mangeant de la viande provenant d'animaux tuberculeux, ou en buvant le lait de bêtes tuberculeuses. Mais nous savons que l'ébullition tue les bacilles; il suffit donc de soumettre les viandes ou la charcuterie à une cuisson prolongée, et le lait à une ébullition soigneuse.

Vous savez maintenant ce qui doit être fait pour combattre la contagion tuberculeuse. En appliquant ces mesures, on éviterait plus des neuf dixièmes des cas.

En outre, il faut faire une guerre acharnée aux sinistres « pourvoyeurs de la tuberculose » : l'alcoolisme, l'inconduite, le logement insalubre, la misère qui ruine les santés les plus robustes, et enfin l'ignorance, qui permet à des maux évitables de se perpétuer !

La suppression de ces « pourvoyeurs » est possible. Chacun peut s'abstenir d'alcool et se bien conduire; des mesures sévères vont être appliquées contre les logements insalubres; l'instruction est mise à la portée de tous ; et la misère elle-même s'éteindrait vite, si l'on savait obéir à la loi de solidarité, s'organiser en associations étroitement unies...

Je vous ai dit, en commençant ce chapitre, que la tuberculose était guérissable. Elle l'est même presque toujours lorsqu'elle est soignée de très bonne heure. Si on a laissé la maladie progresser, la guérison est encore parfois possible, mais elle est beaucoup plus lente, beaucoup plus difficile à obtenir. Tout amaigrissement prolongé, tout affaiblissement sans motif, tout rhume qui traîne, le moindre crachement de sang, imposent un examen sérieux. Les « menacés » de tuberculose, tout comme les tuberculeux, doivent observer scrupuleusement les trois règles d'hygiène suivantes : 1° repos (au moins relatif) ; 2° aération large (en prenant les précautions voulues, en protégeant son lit par un paravent, etc., les malades arrivent à avoir sans inconvénient la fenêtre ouverte constamment, jour et nuit) ; 3° alimentation saine et substantielle, mais ne devant jamais fatiguer l'estomac. (Le beurre, les jaunes d'œufs crus, tout frais, la pulpe de viande crue sont extrêmement utiles.) A elles seules, ces mesures peuvent suffire pour amener la guérison ; et, sans elles, tous les médicaments resteront inefficaces. Dans les sanatoria — où elles sont imposées avec rigueur — les tuberculeux guérissent plus vite que chez eux.

VIII. — Les maladies qui devraient avoir disparu.

On peut espérer le recul prochain de la tuberculose ; mais il est des maladies qui, déjà maintenant, devraient avoir disparu, — comme ont disparu, grâce à la connaissance des microbes, la pourriture d'hôpital et l'infection purulente, si meurtrières jadis pour les blessés. Il est vraiment honteux pour un pays civilisé d'avoir encore des épidémies de variole (petite vérole, picote), et la fièvre typhoïde ne devrait plus être une maladie commune.

Il y a plus de cent ans que l'on connaît la vaccine. Tous vous avez été vaccinés, et vous savez que l'on vous a vaccinés pour vous préserver de la variole. En effet, les personnes vaccinées sont très rarement frappées par cette affreuse maladie ; et, si elles sont atteintes, la variole est chez elles presque toujours bénigne.

Mais *la vaccine ne préserve pas indéfiniment*, son action cesse au bout d'un temps plus ou moins long, variable suivant les individus. Il faut donc se faire revacciner a diverses reprises. En Allemagne, on revaccine très fréquemment tout le monde, et la variole a disparu. Chez nous, la loi de 1902 impose les revaccinations, mais il subsiste des préjugés. On dit que la vaccine préserve bien de la variole, mais qu'elle affaiblit... Sornettes! — On dit encore qu'en inoculant du vaccin, on peut en même temps inoculer d'autres maladies. Cela n'est pas à craindre avec les procédés de vaccination modernes, qui emploient le vaccin animal pris sur des génisses que l'on sacrifie : on n'expédie le vaccin que si la bête a été reconnue absolument saine. *Une vaccination bien faite est sans danger, sans douleur et sans inconvénients.* Si un cas de variole se produit quelque part, il est bon de revacciner immédiatement tous les habitants du voisinage, y compris les personnes qui auraient eu déjà la petite vérole : on peut être atteint deux fois de cette maladie; le fait est rare, mais se voit de temps à autre.

Quant à la fièvre typhoïde, elle est causée par un microbe qui, très généralement, pénètre dans notre corps avec l'eau de boisson. Il est donc d'une extrême importance d'avoir de l'eau potable privée de microbes dangereux. On emploie pour cela des filtres; à peu près seuls, les filtres Chamberland ou ceux à porcelaine d'amiante, parmi les appareils usuels en France, arrêtent réellement les microbes. Mais ils sont fragiles, ils s'encrassent vite ; leur nettoyage, leur régénération sont difficiles dans un ménage. Bref, il est beaucoup plus simple — et plus sûr — de *faire bouillir pendant un quart d'heure toute l'eau qui doit servir à la boisson,* à la toilette de la bouche, au lavage de la salade, etc. Pareille précaution n'est indispensable que si la qualité de l'eau est douteuse, s'il y a des cas de fièvre typhoïde dans le pays. Si l'eau n'est pas suspecte, on peut se contenter de la filtrer au moyen d'un tampon de linge bien propre, que l'on aura fait longuement bouillir au préalable, et que l'on enfoncera dans un entonnoir. Ce filtre rudimentaire n'a pas pour but d'arrêter les microbes; il arrête seulement les grosses impuretés, souillures diverses, œufs de vers, etc.

Si l'eau contient des microbes de la fièvre typhoïde, c'est qu'elle a été souillée par des déjections de malades atteints de cette maladie, par le lavage de leur linge, etc.

Laver du linge dangereux dans un ruisseau, c'est risquer de faire éclater une épidémie dans les villages qui, en aval, utilisent l'eau du ruisseau. Il faut donc, lorsqu'on soigne un malade atteint de fièvre typhoïde, recueillir dans un récipient spécial ses déjections, l'eau ayant servi à le nettoyer, etc., et ajouter du lait de chaux, bon destructeur du bacille typhique. On fera bouillir les linges avant de les donner à laver.

La fièvre intermittente, fléau de nos colonies, diminuerait de fréquence et de gravité si l'on desséchait les marais, si l'on chaulait les terres, comme l'indique le Dr Grellet, et si l'on évitait les piqûres de moustiques : les garnitures de toile métallique à toutes les ouvertures des maisons, le port de gants et d'un voile de gaze permettent d'y arriver. L'usage de petites doses de quinine à titre préventif est à recommander.

Enfin, les complications redoutables que présentent parfois les plaies (tétanos, phlegmon, gangrène, etc.) sont trop souvent le résultat de soins inintelligents. *Toucher une plaie, mettre un pansement non débarrassé de microbes, c'est faire courir au blessé de mauvaises chances.* PLACER SUR UNE PLAIE DES SUBSTANCES MALPROPRES (*toiles d'araignées, poussière, etc.*), *la panser avec des mains sales*, C'EST RISQUER LA MORT DU PATIENT. La première chose à faire, c'est de protéger la plaie sans l'infecter. Bornez-vous donc à la laver avec de l'eau bouillie, couvrez-la soigneusement avec des linges stérilisés par une immersion prolongée dans l'eau bouillante, et ayez les mains rigoureusement propres, longuement savonnées dans de l'eau très chaude additionnée d'un peu d'eau de Javel[1].

1. Nous ne parlerons pas de l'hygiène industrielle. L'organisation sanitaire des ateliers et usines laisse trop souvent à désirer, et les précautions les plus élémentaires sont généralement négligées par les ouvriers. Mais le remède est facile : qu'une disposition législative assimile les « maladies du travail » aux accidents du travail, et d'énormes progrès seront réalisés presque d'un coup.

IX. — Deux redoutables ennemis domestiques : le plomb, l'oxyde de carbone.

Les exemples qui précèdent vous ont montré toute l'importance des précautions à prendre pour éviter la contagion ; le médecin vous indiquera la conduite à tenir dans chaque cas particulier.

Mais il est d'autres ennemis que les microbes, et que les écarts de régime. Nous allons vous en faire connaître deux qui logent sous notre toit, et qu'il est bon de démasquer.

Tout d'abord, le plomb. Vous ne le trouvez pas seulement dans les tuyaux de conduite d'eau ; il est partout, plus ou moins déguisé, bien entendu. Voici des pots de terre : le vernis qui les recouvre est fait avec un sel de plomb. Voici les casseroles de cuivre : si la personne qui les a étamées n'est pas instruite et consciencieuse, il y a gros à parier que l'étamage contient du plomb,

Ce joujou de couleur jaune, que Bébé met dans sa bouche (retirez-le lui bien vite), a été peint à la mine orange. Cette eau pour les cheveux, qu'un coiffeur malavisé a conseillé à votre grande sœur, renferme des sels de plomb. Et la peinture des portes est la fameuse céruse, du blanc de plomb! J'en trouverais autre part encore, mais cela suffit... C'est un dangereux voisin que ce métal si employé. Nous avons l'imprudence de mettre dans nos casseroles, dans les soudures de nos boîtes de conserves, etc., un corps capable de nous empoisonner petit à petit. L'empoisonnement est très lent, car nous absorbons très peu de plomb chaque jour; mais cela finit par fatiguer nos organes. Et bien des maux de tête, des lassitudes inexpliquées, des troubles divers, surtout chez les personnes qui ne sont plus jeunes, bien des cas de « néphrite chronique » ou d'artériosclérose[1], ont pour cause l'empoi-

1. La néphrite chronique et l'artériosclérose sont des maladies à marche lente, mais très graves.

sonnement dû au plomb. Le remède est simple : bannir ce métal et ses composés, toutes les fois que la chose sera possible. On exigera donc l'étamage à l'étain fin ; on prendre des pots de terre à émail sans plomb ; on jettera aux ordures fards et cosmétiques, et l'on remplacera le blanc de plomb par le blanc de zinc.

L'autre ennemi, c'est l'oxyde de carbone. Celui-là, vous ne le verrez pas : c'est un gaz incolore. Mais vous connaissez sa triste réputation : c'est à lui qu'ont recours les pauvres gens acculés au désespoir par la misère ; c'est par l'oxyde de carbone que tue le réchaud de charbon. Les vagabonds qui, par les nuits froides, s'endorment sur les fours à chaux, — et ne se réveillent plus, — succombent en plein air à l'asphyxie par le terrible gaz. Mais c'est dans nos habitations qu'il est surtout à craindre : vous tournez la clef du poêle, le tirage diminue, et vite il se produit de l'oxyde de carbone qui se répand dans la pièce. *Partout où les appareils de chauffage n'ont pas un bon tirage, il y a danger de mort.* Un écrivain célèbre, Zola, a succombé récemment par suite du mauvais fonctionnement de sa cheminée. Chacun sait que, lorsqu'il y a des fuites de gaz d'éclairage dans une pièce habitée, il y a souvent des accidents mortels. Or le gaz d'éclairage renferme une notable proportion d'oxyde de carbone.

En dehors des cas de mort rapide, le redoutable poison gazeux engendre des accidents multiples. Les cuisinières, les repasseuses, qui ont des fourneaux à charbon de bois sans tuyau pour l'évacuation des gaz, sont souvent anémiques, sujettes aux migraines, aux mauvaises digestions, à des affaiblissements inexpliqués. Beaucoup de personnes doivent leur mauvaise santé à l'usage des chaufferettes à charbon, surtout à charbon en « briquettes ». Un poêle de fonte porté au rouge laisse passer de l'oxyde de carbone; fermer la clef d'un poêle est toujours mauvais; dans les internats mal surveillés, les élèves placés près du poêle ont souvent des maux de tête persistants, de l'inaptitude au travail.

Lorsque les cheminées communiquent (ce qui arrive souvent bien que ce soit chose mauvaise), on peut voir des empoisonnements, même des asphyxies mortelles, causés par l'oxyde de carbone dégagé chez un voisin. *Les poêles à combustion lente, surtout les poêles mobiles, sont dangereux* entre tous, et pour leurs propriétaires, et pour les habitants des appartements contigus.

L'oxyde de carbone est le gaz des combustions incomplètes, ralenties; il est bien plus dangereux que l'acide carbonique, cet autre gaz que vous connaissez déjà, qui se dégage dans toutes les combustions, et aussi dans les fermentations telles que celles des cuves à vendange, etc. Celui-ci asphyxie également, mais à dose beaucoup plus forte, et il ne donne pas lieu à des empoisonnements aussi tenaces.

D'ailleurs, les précautions à prendre contre les deux gaz sont les mêmes : interdiction des poêles à combustion lente (surtout mobiles), des chaufferettes à briquettes, des braseros et de tous les appareils de chauffage qui n'ont pas un tuyau tirant bien[1], de tous les systèmes de clefs pouvant fermer complètement les tuyaux.

Les tuyaux des poêles ne doivent pas avoir de coudes descendants; les cheminées ne doivent jamais permettre les refoulements; dans les cuisines, les réchauds à charbon de bois, à pétrole et surtout à gaz doivent être placés dans la hotte d'une cheminée à bon tirage.

Et si d'aventure vous vous trouvez en présence d'un asphyxié, mettez-le à l'air pur, et appliquez *sans vous lasser*, pendant *plusieurs heures*, la respiration artificielle et les tractions rythmées de la langue. On vous apprendra la façon de le faire dans vos

1. Les appareils de chauffage par l'électricité, encore très peu répandus, sont les seuls qui, ne brûlant pas de combustible, ne dégagent aucun gaz; ils n'ont par conséquent pas besoin de tuyaux d'évacuation.

exercices pratiques; elle est d'ailleurs exposée tout au long dans le tableau des « Premiers secours à donner aux blessés, aux noyés et aux asphyxiés », affiché dans beaucoup de classes.

X. — Conclusions.

Arrêtons là ces premières notions d'hygiène. Vous comprendrez mieux désormais combien il faut être prudents lorsqu'on donne des soins à un malade. Seul, un médecin peut diriger un traitement en toute connaissance de cause : s'adresser à la voisine, au sorcier, « au guérisseur », au « rebouteux », est absurde et ridicule.

Ce qui est du domaine de tout le monde, vous le savez désormais. Nous le résumons brièvement.

SOYEZ SOBRES. La sobriété seule, *surtout la privation d'alcool,* sauvera notre pays de la ruine, notre race de l'étiolement.

SOYEZ PROPRES. La propreté vous met bien souvent à l'abri de contagions dont on ne soupçonne pas l'imminence.

SOYEZ BONS. Nous ne pouvons être heureux lorsque nous avons auprès de nous des malheureux. Si, par dureté de cœur, par égoïsme, nous ne venons pas en aide, dans la mesure de notre pouvoir, à notre prochain dans la détresse, nous ne faisons pas seulement une mauvaise action, *nous faisons un mauvais calcul*. En le laissant dans la misère, nous le laissons exposé à la tuberculose et à bien d'autres maladies contagieuses. Il pourra donc répandre à foison des germes dangereux, dont nous courrons le risque d'être les victimes, nos proches, nos amis et nous. Donc, soyez bons ; soyez bons même pour les animaux.

Vous le voyez, mes amis, la science, cette reine de demain, cette science dont des esprits superficiels escomptent la faillite, nous amène dès l'abord, *par la toute-puissance de la démonstration*, à la parole du Galiléen :

AIMEZ-VOUS LES UNS LES AUTRES.

ADDITION A L'USAGE DU COURS SUPÉRIEUR DES ÉCOLES DE FILLES.

Soins à donner aux petits enfants.

Dans les familles nombreuses (et certaines d'entre vous le savent par expérience), les enfants déjà grands aident la mère. Vous pouvez être chargées de soigner, en l'absence de votre maman, votre petit frère ou petite sœur. C'est une mission de confiance que l'on vous donne là; il faut que vous soyez à la hauteur de votre tâche.

Pour le petit enfant, pour le nourrisson, l'hygiène presque entière se résume en deux mots : propreté, allaitement maternel.

La propreté, vous pouvez toujours l'obtenir au moyen des nettoyages à l'eau tiède, de changements de linge aussi fréquents qu'il est nécessaire. N'accordez aucune créance aux ridicules préjugés qui font de la saleté, des croûtes de lait, etc., des conditions nécessaires d'une bonne santé.

La question de l'alimentation du tout petit enfant est d'une extrême importance. Il meurt chaque année, en France, cent vingt à cent trente mille nourrissons! Et plus de la moitié sont fauchés par la diarrhée infantile, qui menace tous les enfants élevés au biberon ou au petit pot.

Toute mère qui le peut doit allaiter son enfant. Si elle ne le peut absolument pas (en cas de maladie) *et qu'on ne puisse trouver une bonne nourrice*, il faut avoir recours au lait d'animal (coupé d'eau bouillie et sucrée, au besoin). Si l'on a une bête sûrement indemne de tuberculose (éprouvée à la tuberculine par le vétérinaire), il est bon de donner le lait tout frais, sortant du pis de l'animal; dans tous les autres cas, il faut le faire bouillir pendant dix minutes, et *le plus tôt possible après la traite*. Sans quoi, il a le temps de s'altérer; des microbes dangereux peuvent y pulluler. Le lait bouilli lui-même ne se conserve pas plus de quelques heures pendant l'été; il faut donc, par les grosses chaleurs, le faire bouillir de nouveau au bout de six à sept heures. Il est indispensable également de choisir un biberon des plus simples (un flacon muni d'une simple tétine en caoutchouc non plombifère), et de le maintenir dans l'eau de cristaux bouillante, pendant un bon quart d'heure, *avant et après chaque usage*. Le bien rincer ensuite.

La vie de l'enfant dépend de l'observation rigoureuse de ces précautions. Si, malgré tout, il a de la diarrhée, supprimez le lait, et remplacez-le pendant quelques heures (douze à vingt-quatre heures) par des biberons d'eau bouillie. Cette « diète hydrique » réussit très généralement. Il faut l'instituer au moindre dérangement. *Douze heures de diète hydrique affaiblissent moins qu'un peu de diarrhée*. Il ne faut pas donner d'autre nourriture, en général, avant l'âge d'un an.

Toulouse. - Imp. Douladoure-Privat - 3101

www.ingramcontent.com/pod-product-compliance
Ingram Content Group UK Ltd.
Pitfield, Milton Keynes, MK11 3LW, UK
UKHW012250240726
13966UKWH00004B/1359

9 782011 789778